# DE

# L'AIR COMPRIMÉ

## COMME AGENT THÉRAPEUTIQUE,

### Par le D<sup>r</sup> Joannis MILLIET,

DIRECTEUR DES ÉTABLISSEMENTS MÉDICO-PNEUMATIQUES
DE LYON ET DE NICE.

***

## LYON.

IMPRIMERIE DE LOUIS PERRIN,
rue d'Amboise, 6.

—

### 1854.

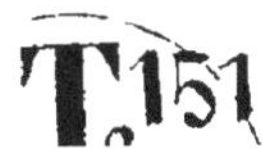

# DE
# L'AIR COMPRIMÉ

## COMME AGENT THÉRAPEUTIQUE,

### Par le D<sup>r</sup> Joannis MILLIET,

DIRECTEUR DES ÉTABLISSEMENS MÉDICO-PNEUMATIQUES
DE LYON ET DE NICE.

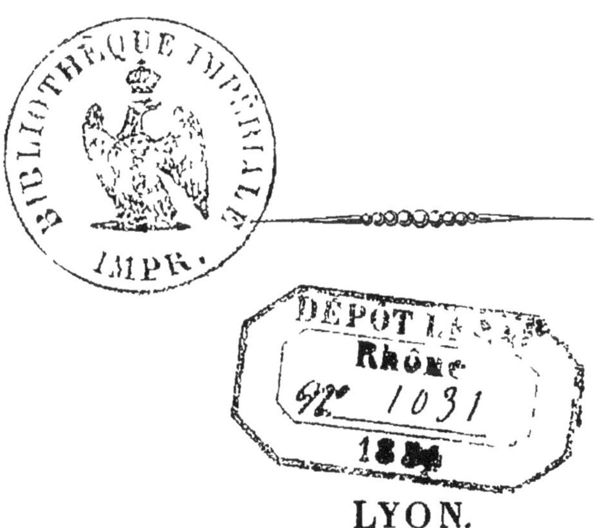


## LYON.


IMPRIMERIE DE LOUIS PERRIN,
rue d'Amboise, 6.

1854.

# L'AIR COMPRIMÉ

## COMME AGENT THERAPEUTIQUE.

---

Après trois années d'études et d'expérimentations soutenues depuis la création de deux établissements, nous venons, bien convaincu de la valeur thérapeutique de l'air comprimé, recommander cet agent médicateur à la confiance réfléchie de nos confrères.

Après nous être pénétré des principes, des procédés et de la méthode de son inventeur, M. Tabarié; après en avoir varié les applications, nous pouvons dire avec toute assurance, et sans crainte d'en exagérer l'importance, que l'air comprimé, soigneusement appliqué à la cure d'une série déterminée de maladies, possède une action tellement utile, efficace et curative, qu'il doit être introduit dans la thérapeutique. Il y restera désormais, à titre de modificateur spécial et universel selon son emploi.

Nous entrerons dans quelques considérations générales sur la nature et les effets de cet agent, et nous constaterons ces faits par quelques observations authentiques tirées de la pratique de nos confrères dont la science et l'honorabilité ne sauraient être contestées.

Dans tous les corps organisés, végétaux et animaux, il y a une vie végétative identiquement la même, qui s'entretient par un même moyen, la nutrition. Pour effectuer cette nutrition, l'être vivant puise ses matériaux à deux sources dans le monde extérieur : dans l'une il prend l'élément solide ou liquide, dans l'autre il s'approprie l'élément gazeux. Les fonctions digestives élaborent l'élément solide ou liquide, la fonction de la respiration absorbe l'élément gazeux. Il y a une relation nécessaire entre ces deux fonctions, par ce fait que c'est aux organes respiratoires que la circulation verse les matériaux élaborés par la digestion, précisément dans le même organe où l'air pénètre, se met en contact avec eux et, par une opération chimique intime, leur imprime comme un sceau vital suprême. Cette réaction de chimie organique s'exerce en deux sens, soit pour les végétaux, soit pour les animaux.

Dans les végétaux, le contact de l'air sur la sève

nutritive désoxide son carbone, et la plante re-
verse dans l'air des torrents d'oxigène ; dans les
animaux, c'est le sang qui s'oxide et se dégage de
l'excès des matières carboniques. Mais les végétaux absorbent le carbone qui est contenu dans
l'air, et les animaux rejettent au contraire le
carbone oxidé.

Ainsi, dans les animaux, la respiration ac-
complit une double réaction chimique pour ani-
maliser, vivifier à un degré suprême les matériaux de la nutrition ; elle dépouille le sang de
son excès de carbone, et le sature de l'oxigène
de l'air respiré. Il est évident que, sous un autre
point de vue, il faudrait encore tenir compte de
l'absorption d'une certaine quantité de l'azote de
l'air et de l'exhalation d'une assez abondante
quantité de vapeurs aqueuses que rejette l'expiration. Mais ici nous ne voulons que signaler le
fait fondamental, le fait essentiellement vital qui
résulte de ce grand acte physiologique et chimique qu'on appelle l'hématose. L'harmonie des
fonctions, d'où résulte la vigueur de la constitution du corps, son état de santé générale, dépend
surtout de la régularité et de la pureté de cet acte.

Dès-lors on comprend toute l'importance de la
fonction de la respiration dont le besoin est in-
cessant, surtout pour la vie des animaux qui a
plus d'étendue, plus d'énergie.

Ces grands caractères physiologiques d'utilité

de la respiration s'élèvent au plus haut degré dans l'homme, d'où il est facile de conclure quelle sera la valeur d'un agent thérapeutique qui modifiera d'une manière forte et sûre l'exercice dévoyé de cette fonction. Cette valeur s'exaltera jusqu'au point de réparer et même de reconstruire un organe plus ou moins altéré, en rétablissant de prime-abord sa fonction.

C'est un résultat merveilleux, mais qui toutefois est conforme aux lois de la création organique des êtres vivants. Plus on pénètre dans ce mystère plein de profondeurs, plus on arrive à comprendre que, rétablir une fonction, c'est agir selon les lois qui sont imposées à la matière douée des propriétés de la vie.

La fonction de la respiration s'exécute selon certaines lois qu'il est nécessaire de connaître. Tout ce qui vit respire; plantes et animaux, et plus spécialement l'homme, respirent dans de certaines conditions qu'il faut fixer. Les unes sont météorologiques et physiques, les autres sont organiques, vitales.

L'homme vit à la surface de la terre, c'est sa demeure constante, et, quel que soit le degré de latitude ou de longitude où siége son domicile, il respire dans une atmosphère dont le poids peut varier selon certains accidents géographiques, mais dont la constitution chimique est invariable.

On n'a point encore exactement déterminé les limites dans lesquelles l'exercice régulier de la fonction de la respiration peut se maintenir sans que la santé ou la vie soient compromises. Cependant on sait que des peuples ont fondé de grands établissements sur les hauts plateaux de l'Asie, que le Mexique présente sur le dos des Andes de vastes plaines cultivées et qui se sont couvertes de grandes et populeuses cités. Là cependant la pression atmosphérique se maintient à $559^{mm}$ baromèt., hauteur supérieure à celle du couvent établi au passage du St-Bernard. Au-dessous de la pression naturelle de 76 c., l'homme ne saurait fonder autre chose que des exploitations industrielles. L'expérience a démontré qu'il peut vivre et travailler à de grandes profondeurs dans les galeries souterraines des mines, et même trouver là, sous une pression supérieure de quelques centimètres seulement, un allégement à certaines souffrances.

Dans les ascensions sur les pics les plus élevés du globe, soit pour des observations scientifiques, soit pour satisfaire une pure curiosité, dans les ascensions aérostatiques qui l'enlèvent à une hauteur plus considérable encore, l'homme, tout en éprouvant certains effets dus à la raréfaction de l'air et à la diminution de sa pesanteur, a vu qu'il ne risquait point d'y perdre ni la santé ni la vie ; tellement qu'il trace des routes sur les sommités les plus élevées du globe, et qu'il rêve le problème si incertain de la navigation aérienne.

Depuis longtemps les nécessités de l'industrie, la curiosité même encore, lui ont fait découvrir le moyen de sonder une partie des abîmes des eaux, et, dans des machines de son invention, il se risque à supporter l'énorme pression du poids de plusieurs atmosphères, tout surpris de n'éprouver aucune lésion dans sa tentative hardie; bien au contraire, il observe certains effets de cette pression sur des maladies dont il souffre, constate leur amendement, et enfin l'idée lui vient de rendre ce moyen exempt de tout péril et d'en faire don à l'art de guérir.

Il s'agissait de créér un système de machines qui pût à l'air libre permettre de condenser l'air à certains degrés de pression, et de pouvoir placer, dans ce milieu d'air condensé, des malades, en les entourant d'un confortable nécessaire, et les soumettant à une surveillance incessante. Il fallait disposer les machines de manière à ce qu'on fût maître de l'action thérapeutique, et qu'au besoin un secours fût promptement et facilement donné.

Les appareils sont des sphéroïdes creux en fer laminé de dimension et de force variées, mais calculées de manière à résister à une épreuve de pression trois fois plus élevée que celle qu'il est nécessaire d'employer. Par des raisons d'exercice

pratique, j'ai fait construire trois appareils :
deux sont destinés à recevoir une à deux personnes au plus ; le troisième, que j'appelle appareil collectif, peut contenir dix à douze personnes
à la fois : c'est, en quelque sorte, un petit salon
circulaire de trois mètres de diamètre. Un vesti-
bule, ou sas à air, lui est annexé afin de pouvoir
entrer et sortir à volonté, très rapidement, sans
déranger la marche d'une séance.

L'intérieur de tous ces appareils est tendu
d'étoffes de soie, pour éviter le contact désagréable du fer ; les fauteuils, les chaises, etc.,
reposent sur un parquet qui masque le fond du
sphéroïde. La lumière y pénètre par des fenêtres
suffisamment grandes, pour permettre la lecture,
les travaux d'aiguille, etc. L'appareil, petit ou
grand, a dans son ensemble l'air d'un petit salon, et rien ne dit au malade qu'il est en dehors
des conditions ordinaires de la vie : il voit, de la
place qu'il occupe, les personnes qui le sur-
veillent et qui, sur sa demande, peuvent facilement et à l'instant même arriver auprès de lui ;
un sifflet d'alarme est à sa portée ; une espèce de
porte-voix peut transmettre la parole au dehors
comme au dedans ; par une soupape on peut
faire entrer ou sortir des objets d'un certain volume. Au point de vue médical tout est
prévu, soit pour les besoins et la sécurité du

malade, soit pour faciliter les observations du médecin.

L'air, refoulé par les pompes, arrive dans les appareils par un tube placé au-dessous du parquet, et au centre du dôme supérieur de l'appareil s'ouvre le tube d'échappement qui emporte constamment l'air en excès, en sorte que le renouvellement est constant et entraîne au dehors l'air vicié par la respiration.

Les pompes ont une grandeur suffisante pour fournir par heure, dans chaque petit appareil, 45,000 litres d'air; mais la pompe qui alimente le grand appareil fournit 800,000 litres d'air par heure, et produit ainsi un renouvellement d'air énorme.

Deux machines à vapeur, l'une de la force de trois chevaux, l'autre de douze, mettent en mouvement ces pompes foulantes.

Des manomètres à mercure servent à régler la condensation. La pression minimum que j'emploie est de 15 centimètres d'une colonne de mercure; la pression maximum peut être portée à 50 centimètres, c'est-à-dire à un équivalent de deux tiers d'atmosphère en plus de la pesanteur atmosphérique absolue.

L'air que l'on refoule dans ces appareils est l'air atmosphérique ordinaire; il ne subit aucune altération. Dans les saisons tempérées de l'année, il est dans des conditions de caloricité convenables; mais, dans les saisons extrêmes, on le rafraîchit ou bien on le chauffe de manière à ce que le malade ne souffre ni de la chaleur ni du froid.

La durée de chaque séance est de deux heures, ainsi réparties : la première demi-heure est consacrée à l'élévation de la pression; l'heure qui suit est l'heure d'état pendant laquelle la pression est maintenue rigoureusement au degré qui a été au préalable déterminé selon l'utilité; pendant la dernière demi-heure on revient graduellement, avec lenteur, à la pression atmosphérique ordinaire, à l'air libre.

Cette lenteur dans les transitions de pression est la loi fondamentale de l'administration du bain d'air; sans transitions bien ménagées, il n'y a du bain d'air que l'échec et non le bénéfice. Il est certain que, si l'on eût bien connu et sévèrement appliqué cette loi des transitions lentes d'une pression à une autre, on eût évité bien des accidents que l'on a rencontrés dans les excursions sous-marines de la cloche à plongeur.

Pendant toute la séance, un employé dirige l'élévation, la période d'état et de déclin de la pression; il ne quitte pas d'un instant, en sorte qu'à tout moment le malade peut recevoir de lui tous les renseignements qu'il désire.

C'est un mécanicien qui surveille la marche des machines à vapeur et des pompes pendant qu'elles fonctionnent, et il en règle la marche durant toute la séance.

Le malade, pendant tout le temps du bain, peut causer, lire, s'occuper à son gré ; rien ne peut l'incommoder ; à part une légère pression sur les oreilles, sensation de bourdonnement qui cède bientôt à un effort de déglutition ou à l'action de se moucher, il n'éprouve rien qui puisse lui faire penser qu'il se trouve dans un milieu bien différent de celui de l'air libre.

Si j'ai décoré avec un certain luxe ces appareils auxquels on a donné le nom de cloches, par quelque analogie qu'ils présentaient avec ceux de la cloche à plongeur à son origine, c'était moins pour couvrir cette nudité désagréable du métal que pour entourer les malades, qui se résignent à une séquestration momentanée, de sensations attrayantes. C'est dans la même intention que ces appareils sont placés dans des pièces élégamment ornées, séparées l'une de l'autre par un petit salon de réception qu'un gracieux comfort rend agréable.

Une bibliothèque et des journaux sont à la disposition des malades qui viennent prendre leur bain d'air, afin que cette distraction puisse dissimuler la durée des deux heures qu'ils ont à rester en repos.

C'est dans les maladies qui ont pour siége les organes de la respiration et de la circulation, que les bains d'air ont leur spécialité d'application ; ils en font réellement un mode particulier de traitement. Je n'ai point la prétention de tracer ni de clore leur cercle d'influence, c'est à l'expérience pratique à déterminer cette délimitation, à signaler les écueils où la méthode peut échouer, à indiquer les voies par lesquelles on arrive au succès.

Dans toutes les maladies chroniques de la respiration que j'ai traitées, en prenant pour base cet agent thérapeutique, je puis dire avec vérité que j'ai réussi au-delà de mes prévisions : en effet, on comprend que pour les maladies du poumon l'action est directe, et que l'air comprimé agit soit en facilitant l'hématose qui était en souffrance, soit en harmonisant la circulation et la respiration dont les rapports étaient troublés par suite des altérations des organes et des fonctions de la respiration.

Je tiens à constater comme un des phénomènes les plus remarquables, produit par l'augmentation de la pression de l'air respiré, le notable ralentissement imprimé à la circulation chez la plupart des sujets. Le rythme circulatoire s'abaisse de 10, 15 et même de 45 pulsations. Dans les quelques cas de fièvre inflammatoire que j'ai soumis à la pression atmosphérique artificielle, chez tous les malades, la fièvre a cessé dès la première séance; chez ma tante, femme âgée de 74 ans, souffrante d'une affection catarrhale subaiguë, le pouls, qui s'était élevé à 120 pulsations, tomba à 60 et s'y maintint.

L'air comprimé, à divers degrés, produit sur l'organisation humaine des effets multiples et variés. Ils diffèrent pour l'état de santé et pour celui de maladie; ils varient, parce qu'ils résultent d'une modification apportée dans les principales fonctions de l'économie.

Lorsque en pleine santé vous entrez dans l'air comprimé, à part cette sensation de bourdonnement des oreilles qui dépend du défaut d'équilibre de pression des gaz entre l'oreille interne et l'oreille externe, par la difficulté de la pénétration de l'air dans le tube de la trompe d'Eustache, sensation plus ou moins intense suivant l'état hygrométrique de l'air, il est certain que l'on n'éprouve absolument rien; on croirait être là comme en plein air, et il faut attentivement, longuement s'observer pour remarquer quelques effets.

Dans un court espace de temps, après quelques minutes par exemple, l'effet est nul sur les fonctions ou sur l'ensemble de l'organisme. Mais, si l'on reste dans le milieu d'une pression uniforme pendant une ou deux heures, on peut alors constater certains effets et en tirer des conclusions. Je le répète encore, sans cette condition d'uniformité invariable de la pression

créée, on n'a 'du bain d'air que l'échec et non le
bénéfice. Ainsi, dans tout ce qui va suivre, je
suppose cette condition.parfaitement observée.

- En plongeant, pour ainsi dire, les organes de
la respiration dans une atmosphère plus conden-
sée, le poumon trouvera sous un même volume
une quantité plus considérable d'air atmosphérique; dès-lors il sera en contact, à chaque inspiration, avec une masse plus grande d'air respi-
rable; et si, en fait, la masse d'oxigène et d'azote
est plus grande, n'oubliez pas que la constitution
chimique de l'air reste dans les proportions nor-
males de 79 oxigène, 21 azote. Que résultera-t-il
de cet apport? ce seul effet, une facilité plus
grande dans la fonction. Car, par opposition,
tout le monde sait que dans l'air raréfié la respiration s'accélère pour subvenir, par une activité plus énergique, aux besoins de l'hématose.
Il est de toute nécessité que, dans un temps
donné, la respiration fournisse au sang qui afflue
dans les poumons une quantité déterminée de
l'élément gazeux oxigène, indispensable à l'acte
de transformation du sang noir en sang rouge.

Dans l'air condensé les mouvements d'inspiration et d'expiration se ralentissent; ils se répè-
tent avec moins de fréquence dans un même espace de temps donné, pour effectuer régulière-
ment cette espèce d'alimentation pulmonaire. Il
ressort de là que le ralentissement de l'acte de la

respiration est l'effet le plus immédiat et le plus marqué de l'action de l'air comprimé sur cette importante fonction , qui donne à notre sang comme le sceau de la vie et le rend chair coulante, selon l'expression consacrée.

Cette réduction du rythme dans les actes des mouvements respiratoires est purement physique, et, malgré les idées généralement reçues, il est certain qu'aucune modification chimique ni en plus ni en moins n'est apportée dans le fait de l'oxidation du sang. L'air n'a point été modifié dans sa constitution chimique, et les lois qui régissent notre organisme n'ont point cessé leur action naturelle.

Ainsi, que l'air atmosphérique soit raréfié ou condensé, il n'a modifié en rien l'acte chimique de la respiration; il n'a eu qu'une influence physique sur le jeu de cette fonction. Mais les choses se passent bien différemment si vous changez les proportions chimiques des gaz de l'air, ou si vous en viciez la pureté.

Un des effets de l'usage de l'air comprimé est l'augmentation des sécrétions et de l'absorption. L'activité survenue dans les organes excréteurs et absorbants m'a paru dériver de la circulation veineuse, qui est toujours plus large et plus complète, pendant que notre corps est soumis à une pression plus élevée.

Dans la plupart des affections chroniques des

organes de la respiration, l'emploi de l'air comprimé agit tout d'abord comme sédatif; il semble
pallier les accidents, et le malade éprouve du
bien-être. Mais généralement vers le douzième
ou le quinzième bain survient un malaise, un
retour vers les accidents qui ont décidé le malade
à un traitement. Cette recrudescence persiste
deux ou trois jours au plus, et cède bientôt à
l'emploi du même moyen curatif.

Il serait bien difficile d'assigner un terme à la
durée probable d'un traitement de ce genre; tout
ce que l'on peut dire, c'est que la moyenne est
d'environ 30 à 40 bains d'air.

Pour décrire les phénomènes qui se dévelop-
pent dans le traitement des affections chroniques
des voies respiratoires sous l'influence de l'air
comprimé, il faudrait les énumérer toutes et suc-
cessivement, car ces phénomènes varient dans
les différentes maladies. Quoi qu'il en soit, je
n'ai jamais vu l'emploi de ce moyen thérapeutique
indisposer dans aucun cas les malades au point
de les contraindre à y renoncer; toutes les personnes que j'ai traitées l'ont supporté sans le
moindre malaise.

On doit rattacher le bain d'air comprimé,
comme modificateur général de la santé, à toutes
les prescriptions de l'hygiène; il favorise de la
manière la plus remarquable le développement

1 *

organique pendant la période de l'enfance et de la jeunesse. .

Il n'entre pas dans ma pensée d'offrir ici le tableau des maladies diverses qui peuvent être traitées par le bain d'air ; il suffit d'affirmer que ce moyen curatif est efficace dans toutes les maladies chroniques des organes de la respiration, depuis le catarrhe le plus simple jusqu'à l'emphysème pulmonaire le plus compliqué; on doit même y comprendre la phthisie pulmonaire au premier et au deuxième degré. Chez des personnes malades de cette dernière affection, que j'ai traitées et qui ont été observées par le professeur Bouisson de Montpellier et par le docteur Devay de Lyon, le succès obtenu n'a pas été au-dessous de nos espérances.

Le docteur Devay a constaté six cas de guérison sur sept de phthisie pulmonaire au premier et au deuxième degré, qu'il a soumis à l'action des bains d'air comprimé. Il arrive souvent, selon la remarque du même savant, « que des médica-
« tions, quelque bien entendues quelles soient,
« n'ont pas le résultat qu'on en espérait, parce
« que l'économie devient en quelque sorte
« *sursaturée* par les doses du médicament, et
« que les mouvements d'élimination de l'or-
« ganisme ne correspondent point à l'absorp-
« tion médicamenteuse. L'emploi du bain d'air
« comprimé, dans les cas de ce genre, paraît

« avoir pour résultat de faciliter le mode de ré-
« ceptivité de l'organisme pour l'action des mé-
« dicaments. » Il a vu, et nous-même nous
sommés tous les jours à portée de constater ce
résultat avantageux pour les malades qui, avant
d'avoir recours à ce modificateur, ne retiraient
aucun soulagement à leurs maux soit des ferru-
gineux, soit de l'huile de foie de morue, ou de
l'iodure de potassium, etc. : quelques bains d'air
ont disposé ces malades à ressentir enfin l'influence des substances qui leur étaient adminis-
trées (1).

Le bain d'air comprimé peut être regardé en
quelque manière comme la conquête de notre
atmosphère; nous possédons ainsi le moyen
d'augmenter ou de diminuer à volonté sa pression naturelle, qui détermine l'équilibre des li-
quides circulants dans notre corps. On sait, en
effet, qu'en diminuant la pression ambiante il y
a rupture d'équilibre et extravasation sanguine;
les phénomènes qui s'observent dans les ascensions aérostatiques sont opposés à ceux qui se
manifestent sous l'influence de l'air comprimé,
par laquelle on obtient au contraire une équili-

--------

(1) Voir l'opuscule du docteur Devay sur l'application du
bain d'air comprimé dans les affections graves des organes respiratoires.

bration parfaite des fonctions de la vie végétative.

Tandis que l'air condensé accroît la vigueur des organes, et n'engendre jamais de fâcheux accidents, l'air raréfié produit souvent les plus graves désordres. Nous transcrivons comme exemple ces deux observations, citées par M. Foissac (*Traité de météorologie*) :

*Première observation.* — « Tout Paris, dit-il,
« a connu une jeune et célèbre cantatrice qui
« perdit subitement la voix dans tout l'éclat et
« presque au début de sa carrière. Après sa re-
« traite du théâtre, je l'ai entendue parfois en-
« core chanter d'une manière admirable; mais
« le baromètre venait-il à baisser au-dessous de
« 28 pouces, elle se trouvait subitement en-
« rouée, et sa voix même n'était plus juste. »

*Seconde observation.* — « Une dame octogé-
« naire, que je soigne depuis vingt-cinq ans, a
« souffert toute sa vie de *maux de nerfs*, et pré-
« sente cette réunion de symptômes, les uns réels,
« les autres imaginaires, qu'on désigne sous le
« nom de *vapeurs*. Elle s'est plainte constam-
« ment de manquer de forces, n'en trouvant
« que dans les distractions du monde, dans les
« salons animés et les causeries spirituelles. Il y
« a dix ans environ, elle devint sujette à des

« défaillances qui , à certaines époques , se dé-
« clarent plusieurs fois par jour, et disparaissent
« parfois le lendemain, sans cause appréciable.
« La syncope n'est jamais complète, mais la fi-
« gure pâlit, le pouls devient intermittent et fi-
« liforme , la malade conçoit les plus vives ap-
« préhensions. Dans l'origine je pensais à une
« lésion du cœur, dont toutefois je ne pouvais
« constater les signes physiques. Appelé en con-
« sultation , M. Louis vit la malade, et comme
« moi ne trouva aucune affection organique. Je
« découvris enfin la cause de ces défaillances ,
« que je constate assez souvent encore. Elles
« surviennent au moment même où le baro-
« mètre baisse, quand le temps va changer. Si ,
« après être descendu de plusieurs millimètres,
« il reste enfin stationnaire , les défaillances
« continuent, sans être toutefois aussi pronon-
« cées. Elles se dissipent lorsque la colonne
« mercurielle s'élève et se maintient au-dessus
« de la moyenne ordinaire.

« Il m'est arrivé parfois de prédire un chan-
« gement de temps très prochain, en voyant
« survenir les défaillances chez cette malade,
« et j'ai même pu annoncer, sans en être in-
« formé, ce qu'elle éprouve, par la seule con-
« naissance du baromètre. »

Outre la condition physique de pression ,
on pourrait , à l'aide des mêmes appareils à air

condensé, apporter des modifications chimiques à l'atmosphère, et diminuer ou augmenter les proportions des gaz constitutifs de l'air ordinaire, au quel nous faisons incessamment appel de nutrition pulmonaire pendant toute notre existence.

Considérée sous ce double point de vue, cette découverte prend le caractère d'une de ces importantes innovations qui font date et qui deviennent un bienfait pour l'humanité, par les nombreux secours qu'elles lui apportent.

Qu'il me soit permis de m'honorer de vouer à cette œuvre, encore en ébauche il est vrai, mais pleine de promesses et d'avenir, tous mes soins, tous mes efforts. Développer les effets si heureux, si divers du système des bains d'air, en perfectionner l'emploi, en assurer et multiplier les bienfaits, c'est là notre espoir; c'est le but et l'ambition de toute notre carrière médicale.

Nice étant, pendant l'hiver, le rendez-vous des personnes affectées de maladies des voies respiratoires, il était naturel, après les succès que nous avons constatés à Lyon, d'y fonder un nouvel établissement; aussi nous n'avons pas manqué à notre mission, et depuis un an nos appareils y fonctionnent avec encore plus de succès, grâce à des conditions climatériques qui, malheureusement, ne se rencontrent pas à Lyon.

Pour compléter ces courtes explications sur la nature et l'emploi du bain d'air comprimé, je vais citer ici les paroles de son inventeur M. Tabarié, en les recueillant dans divers écrits de 1840 :

« Elaborés de longue date, brevetés depuis
« 1835 , présentés en 1838 à l'Académie des
« sciences de l'Institut, et , à cette même
« époque, livrés à la publicité dans Paris ; insti-
« tués depuis lors à Montpellier, en traitement
« médical ou en pratique d'hygiène; ces procé-
« dés ont reçu la consécration de l'expérience
« et du temps.

« Leur développement touche aux intérêts
« les plus chers et les plus généraux, ceux de la
« santé publique, avec d'autant plus d'avantages
« que, par leur nature physique et exclusive
« de tout élément pharmaceutique, ces nou-
« veaux moyens, uniquement dérivés de modi-
« fications de l'état de l'air, ne peuvent pro-
« duire dans l'économie vivante que des réac-
« tions salutaires douces ou énergiques selon
« la variété des cas, mais toujours douées d'in-
« nocuité.

« Par son intervention continue dans les actes
« physiologiques les plus importants de la vie
« organique, l'atmosphère peut être considérée

« comme la source la plus féconde d'influences
« utiles à exercer sur l'organisme. Elle en est, en
« effet, le principe et le souffle, l'origine et le
« soutien, notre premier comme notre dernier
« besoin.

« Modifier, soit physiquement, soit chimi-
« quement l'atmosphère, c'est donc étendre le
« pouvoir du plus grand modificateur de la na-
« ture animée; c'est créer des sources plus vives,
« où se retrempe la constitution humaine : tel
« est le sens philosophique, ainsi que le but
« pratique, des appareils mis en œuvre par
« M. Tabarié (1).

« Sans énumérer, d'une manière même som-
« maire et qui serait encore étendue, toutes les
« parties qu'embrasse ce système, il suffira,
« pour en donner une idée, de présenter ici
« quelques traits par lesquels se caractérise
« l'une de ces applications pneumatiques à la-

---

(1) Les procédés qui composent le système de bain d'air de
M. Tabarié, et que nous avons adoptés, comprennent : 1° la condensation générale de l'air sur toute l'économie ; 2° la condensation locale sur les membres ; 3° la raréfaction locale sur les
membres ; 4° la condensation et la raréfaction alternative et
locale ; 5° la raréfaction sur toute l'habitude du corps, sauf la
tête ; 6° enfin, le jeu des condensations et des raréfactions alter-
natives sur toute l'habitude du corps, sauf la bouche.

(Foissac, *Mémoire* Tabarié, séances à l'Académie des
sciences, 1838.)

« quelle l'auteur a donné déjà beaucoup d'ex-
« tension, savoir : le bain d'air comprimé.

« Le bain d'air comprimé est l'image, très
« amplifiée par l'art, de cette condition physique
« qui nous est offerte par la nature dans les
« *maxima* de pression atmosphérique.

« L'atmosphère terrestre pèse sur nous d un
« poids qui est mesuré par la hauteur du baro-
« mètre.

« En vertu de l'élasticité de l'air, ce poids équi-
« vaut à une pression qui, s'exerçant également
« sur toutes les surfaces de notre corps, nous
« demeure toujours inaperçue parce qu'elle de-
« meure toujours équilibrée (1).

« Dans les régions supérieures de l'atmo-
« sphère, suivant qu'on s'élève, cette pression
« décroît dans un certain rapport ; elle augmen-
« terait dans un rapport inverse, si l'on pou-
« vait descendre à de grandes profondeurs dans
« le sein de la terre.

« On le savait, il n'est pas donné à l'organi-

---

(1) En estimant à 1 mètre 50 la surface du corps, le poids
atmosphérique supporté par chacun de nous ne serait équilibré
que par 16,000 kilogrammes environ. Un centimètre carré de
pression atmosphérique équivalant à un poids de 1 kil. 0,33,
un décimètre à 103 kil. 3,, un mètre équivaudra à 10,330 kilogrammes

« sation humaine de franchir impunément une
« certaine limite de hauteur, parce que là se
« rencontre un degré de raréfaction dans lequel
« la vie ne peut plus se soutenir.

« Jusqu'à présent l'on avait pu croire aussi
« que, dans le sens contraire, un surcroît de
« densité du fluide atmosphérique serait phy-
« siologiquement pour l'homme une condition
« anormale, et propre seulement à jeter le
« trouble dans l'exercice de ses fonctions. La vie
« devait bientôt s'épuiser par l'exaltation de son
« principe, et succomber aux accidents inflam-
« matoires qui en seraient l'inévitable consé-
« quence.

« Cette opinion est encore généralement en
« crédit.

« Guidé par une théorie nouvelle, qui re-
« monte aux questions philosophiques de la
« zoogénésie elle-même, et à l'aide d'appareils
« inventés expressément en vue de cette théorie,
« pour la transformer en applications utiles,
« M. Tabarié est arrivé à découvrir que l'air,
« comprimé selon des méthodes régulières qui
« l'affranchissent de toutes brusques oscilla-
« tions, est doué d'une grande puissance mé-
« dicatrice par la vertu sédative et tonique qu'il
« possède, et qui fait contraste avec la supposi-
« tion d'après laquelle on l'avait considéré
« comme un agent d'excitation ; en sorte que,

« au lieu d'être un écueil à certains maux, il
« en offre précisément le remède, et que, géné-
« ralement sous son influence, la diathèse in-
« flammatoire et fébrile se dissipe au lieu de
« se développer.

« Ces résultats, dont il est facile de comprendre
« l'intérêt et de juger la portée, ne sauraient être
« l'objet du doute; ils sont désormais établis
« sur des faits multipliés qui s'accumulent, en se
« renouvelant chaque jour dans un établisse-
« ment public. Là, le bain d'air comprimé se
« montre avec tous les caractères d'une médica-
« tion bienfaisante, incontestablement la plus
« simple qui existe, et en même temps l'une
« des plus actives et des plus étendues.

« On ne peut tracer encore le cercle entier de
« ses applications spéciales, mais celles que l'ex-
« périence a déjà pleinement justifiées se rap-
« portent surtout aux maladies qui dépendent
« du désordre des fonctions de la respiration et
« de la circulation, ces deux grandes sources
« d'affections morbides si nombreuses et si pro-
« fondes.

« Il ne faudrait pas néanmoins supposer que
« sa sphère d'activité fût sans limites.

« Mais il y a sujet de croire que si son in-
« fluence n'embrasse pas assurément toutes les
« classes de maladies pour les guérir, elle peut
« toujours, dans un but de diagnostic, les abor-

« der sans inconvénient , par l'innocuité qui l'ac-
« compagne dans les affections mêmes où son
« action curative ne s'exerce pas.

« Bien différent de tous les agents médici-
« naux connus , dans l'emploi desquels se glisse
« toujours l'incertitude de l'à-propos , et qui,
« une fois ingérés dans l'économie, sont comme
« le trait lancé qui portera juste ou faux néces-
« sairement, mais qu'on ne peut faire revenir
« en arrière, l'air comprimé reste pour ainsi
« dire asservi à la main qui l'applique. Son usage
« peut se mesurer aux besoins actuels qui se
« manifestent, se prolonger, se suspendre à vo-
« lonté , suivant les indications immédiates
« qu'il fait naître, et, dans sa propre action, se
« servir de guide à lui-même, demeurant encore
« principe hygiénique quand il n'est plus agent
« médicateur. »

De tels avantages éveillent le désir d'en
connaître les preuves ; mais ce n'est pas ici la
place d'un tableau clinique de faits. Pour le
cadre de cette notice il suffira de l'exemple
suivant :

M. Francœur , membre de la Faculté des
sciences de Paris, fut atteint, en 1839, d'une
laryngite grave avec aphonie, contre laquelle
il eut recours à l'appareil Tabarié , sur l'avis
qui lui en fut donné par M. F. Arago son

ami. Voici une lettre, à ce sujet, de M. Francœur lui-même :


« Paris, ce 23 juillet 1839.


« MONSIEUR,


« Je m'empresse de répondre à la lettre que
« vous m'adressez, dans laquelle vous m'expri-
« mez le désir de rendre témoignage à la méthode
« que vous employez pour guérir diverses affec-
« tions maladives, et je me bornerai à parler de
« ce que j'en ai éprouvé. Je désire vivement que
« ce procédé ne reste pas stérile pour le bien de
« l'humanité.

« Après avoir été cinq semaines atteint, cet
« hiver, d'un catarrhe très grave, je me suis vu
« saisi par une telle affection du larynx que, pen-
« dant plus d'un mois, j'ai été totalement privé
« de la voix, et que même j'étais fatigué en ne
« parlant que des lèvres.

« Lorsque je me suis décidé à faire l'essai de
« votre procédé, tout était contre ma guérison :
« mon âge de 66 ans, la faiblesse causée par trois
« mois de souffrance et de résidence dans mon
« fauteuil ou dans mon lit, une saison froide et
« humide qui m'incommode toujours, même en
« santé; enfin, c'était la quatrième fois que j'é-

« prouvais cette maladie. Aussi je ne me flattais
« pas de l'espérance que vous tentiez de me don-
« ner, et je ne suis allé sous votre appareil qu'a-
« vec une sorte de répugnance.

« Eh bien ! dès la seconde séance, j'ai retrouvé
« la voix pour quelques heures ; après la troi-
« sième, j'ai pu parler librement, chanter même
« une gamme ; et lorsque, après douze séances,
« des circonstances fortuites vous ònt empêché
« de continuer vos tentatives, je regrettais cette
« nécessité, parce que je n'étais pas entièrement
« guéri ; je pouvais parler comme de coutume,
« chanter une gamme et quarte, ce qui est l'éten-
« due ordinaire de ma voix ; mais là fatigue que
« je ressentais, surtout lè soir, me faisait penser
« qu'il manquait quelque chose à ma cure. Cepen-
« dant (et c'est un fait vraimènt étonnant) elle a
« continué de s'opérer sans secours étranger ; et
« quinze jours après, j'ai été si bien et si complè-
« tement guéri, que je n'ai plus rien ressenti de-
« puis. J'ai parlé haut, quelquefois très haut et
« longtemps, sans m'en repentir ; et, malgré la
« continuation d'un hiver prolongé, je me suis
« trouvé parfaitement dans le même état qu'avant
« ma maladie.

« Voilà, Monsieur, la vérité, l'exacte vérité,
« sans aucune exagération. Ma cure est, je puis
« dire, prodigieuse ; et comme mon âge et mes

« infirmités me font craindre une cinquième ré-
« cidive d'un mal que j'attribue aux fatigues du
« professorat, mon intérêt personnel me ferait
« extrêmement redouter que votre procédé ne
« puisse plus être mis en pratique à Paris, quand
« bien même je ne serais pas mû par un senti-
« ment plus élevé d'amour et d'humanité.

« Recevez, Monsieur, l'assurance de toute ma
« reconnaissance pour vos soins généreux,

« FRANCOEUR ,

« Prof. à la Fac. des Sciences. »

P. S. « Les faits que je viens de rapporter sont
« si extraordinaires, que, bien que ma véracité
« soit connue, je crois devoir citer plusieurs
« personnes qui, ayant été témoins de ma ma-
« ladie et de ma guérison, en pourront rendre
« témoignage : MM. Arago, les docteurs Mérat
« et Lefèvre, Teste-le-Beau parent du Ministre,
« ma famille, mes amis, et un grand nombre de
« personnes qui m'ont visité pendant et après ma
« maladie.

« Fr. »

A cette lettre qui témoigne si hautement en
faveur de ce nouveau moyen thérapeutique, je
joins les observations suivantes dont deux m'ont

été communiquées par le docteur Montanari, une
par le docteur Alexandre Jambon, et qui a trait
à sa propre personne; les autres enfin, que j'ex-
trais des notes consignées dans mes carnets d'observations depuis que je poursuis cette œuvre.

---

**Première observation, du docteur Montanari.**

(Bronchite chronique en déclin, mais opiniâtre.)

« Montpellier, 21 août 1840.

« MONSIEUR ET TRÈS HONORÉ CONFRÈRE,

« Je vous renvoie guéri le malade que vous
« avez bien voulu m'adresser pour le soumettre
« à l'action des appareils de M. Tabarié, qui
« étaient fort bien indiqués dans cette circon-
« stance, ainsi que vous l'aviez supposé. A son
« arrivée, je l'examinai avec beaucoup d'atten-
« tion : il me parut que la respiration s'exécutait
« dans toute l'étendue des poumons; mais le
« bruit qu'elle déterminait, tout en se présentant
« sans complication d'aucun râle particulier, of-
« frait partout, et surtout du côté gauche, une
« faiblesse bien marquée. On eût dit que, tout
« en étant perméable à l'air, le poumon n'acquérait
« pas dans l'inspiration toute l'expansion dont le

« tissu est susceptible. Il restait encore au malade
« un peu d'oppression ; cela était surtout sensi-
« ble pour lui quand il se plaçait au lit dans
« une position horizontale, qu'il ne supportait
« pas sans peine. Une longue inspiration était à
« peu près impossible, le malade se sentant arrêté
« comme par un poids placé sur la poitrine. Dans
« les parties supérieures de la poitrine, la percus-
« sion donnait un son plus clair à droite qu'à
« gauche, plus sourd et tendant vers la matité à
« la partie inférieure du côté droit et surtout à
« la partie inférieure du côté gauche.

« En explorant avec le stéthoscope la partie
« supérieure des deux cavités thoraciques, j'en-
« tendais, surtout à droite, au-dessus et au-
« dessous de la clavicule, un battement net, sec,
« isochrone aux battements du pouls. En étu-
« diant l'état du cœur, j'ai été surpris du peu de
« bruit que donnaient à l'oreille les contractions
« de ses cavités ; ce bruit était presque éteint, ce
« qui m'aurait fait croire à un état d'hypertrophie
« si chaque contraction eût communiqué à l'o-
« reille un choc plus prononcé.

« D'après tout cela, il me parut que votre
« malade, convalescent d'une bronchite chroni-
« que, conservait encore quelques dispositions
« organiques propres à amener des rechutes. Je
« lui conseillai les bains d'air, ainsi que vous
« l'aviez fait. Voici ce que nous avons observé :

« dès le premier bain la respiration fut plus fa-
« cile ; le poids que le malade ressentait sur la
« poitrine fut diminué de beaucoup ; le pouls
« tomba de 15 à 20 pulsations ; il n'était plus,
« après le bain, qu'à 56 ou 60. Le malade se
« trouva si bien, qu'il voulut prendre une autre
« séance le soir. L'effet en fut aussi très favora-
« ble : l'oppression diminua de plus en plus, si
« bien que le malade voulait s'en retourner après
« la troisième séance. Comme il restait encore
« un peu de gêne dans l'expansion pulmonaire
« à la base du côté gauche de la poitrine, j'insis-
« tai sur la nécessité de continuer les bains, afin
« d'obtenir non-seulement un résultat complet,
« mais durable. M. Jallaguier a pris deux bains
« de plus, et ce matin il est si bien et se dit si
« pressé pour ses affaires, que je n'ose plus le
« retenir. Les longues inspirations ne causent
« aucune peine, les battements du cœur sont
« plus sonores, celui des sous-clavières est moins
« sensible ; la percussion donne partout un son
« plus clair. En voilà, j'espère, bien assez pour
« démontrer le bon résultat que nous avons ob-
« tenu ; quelques bains de plus l'eussent mieux
« consolidé : j'espère cependant que M. Jalla-
« guier ne se repentira pas de nous quitter avec
« tant de promptitude.

« G. BERTIN. »

Il faut noter que ce malade traînait depuis le mois de mars, qu'il était d'une maigreur assez prononcée, qu'il avait de la toux et crachait copieusement, et que la gêne de la respiration était tellement forte, surtout la nuit, qu'il lui était impossible de garder le lit.

L. MONTANARI, d.-m.-c.

---

## Seconde observation , du docteur Montanari.

### ( Pneumonie chronique complexe. )

—

### « A Monsieur Montanari.

« Montpellier, 14 septembre 1840.

« Mon cher Confrère,

« J'ai examiné avec beaucoup de soin, lors de
« son arrivée, le nouveau malade que vous m'a-
« vez adressé. Son extérieur n'indiquait pas
« qu'une maladie grave eût encore fait sur lui
« une impression profonde. Cependant, en étu-
« diant la manière dont la respiration s'exécutait
« chez lui, il a été facile de constater qu'elle était
« loin de s'accomplir avec régularité. D'abord, la
« percussion donnait dans toute la poitrine à
« droite et à gauche un son obscur; ce n'était pas
« une matité complète, mais le bruit produit
« était bien loin d'offrir la clarté qu'il a dans

« l'état sain. Au moyen du stéthoscope, on n'en-
« tendait pas du tout le bruit respiratoire dans
« tout le poumon droit, si ce n'était sous le tiers
« interne de la clavicule, où ce bruit était extrê-
« mement faible. Dans tout le reste de ce côté le
« bruit respiratoire était remplacé par un bour-
« donnement continu, semblable à celui qu'on
« perçoit en approchant une coquille de l'oreille.
« Le bruit respiratoire n'était perceptible que
« dans les grandes inspirations, et il était même
« alors si faible qu'il fallait une grande attention
« pour le percevoir. La plus légère pression sur
« la poitrine causait de la toux, une légère ins-
« piration avait le même résultat; les bras croisés
« sur la poitrine produisaient de l'oppression; à
« gauche, la respiration s'entendait partout, mais
« elle était faible. Tous ces symptômes me firent
« croire qu'il existait un commencement d'em-
« physème pulmonaire. Je soumis notre malade
« aux bains d'air comprimé : dès le deuxième,
« l'amélioration fut grande; la guérison est com-
« plète aujourd'hui. Il a pris sept bains, et, bien
« que 36 heures se soient écoulées depuis le der-
« nier, son état est encore meilleur : plus de toux,
« point d'oppression, facilité extrême de la respi-
« ration, retour sensible des forces, facilité pour
« marcher sans éprouver de l'oppression, teint
« meilleur, enfin retour complet respiratoire
« dans toute la poitrine : voilà les effets obtenus,

« c'est-à-dire , voilà votre malade guéri. Vous
« serez, j'espère, satisfait d'un aussi bon résultat.
« Ce fait offre encore plus d'intérêt que le pre-
« mier.

« Tout à vous ,

« G. BERTIN. »

---

## Troisième observation , du docteur Alexandre Jambon.

« Au mois d'avril 1853 , accompagné du docteur Floret, et un peu guidé par les bons conseils
du docteur Rater qui m'avait cité la guérison de
M. Gaulot, je me rendis chez le docteur Milliet
pour me soumettre à l'action du bain d'air comprimé. J'étais accablé et presque expirant sous les
atteintes de formidables accès d'asthme qui, depuis un an environ, démolissaient ma santé et ma
vie. Depuis quelques mois surtout les accès se
pressaient d'une manière fort inquiétante et me
tenaient haletant au moindre mouvement, au
moindre écart d'un régime sévère. J'étais arrivé à
un état de prostration et d'amaigrissement considérable; je ne pouvais plus que m'asseoir en
quelque sorte sur mon lit, pour n'y trouver encore qu'un sommeil pénible et interrompu.

« Cet état, je le pensais, devait dériver de palpitations de cœur et de vertiges dont, très jeune encore, j'avais ressenti les premières atteintes. Ces accidents avaient, avec les progrès de l'âge, augmenté en fréquence et en intensité. Plusieurs fois, entre 40 et 50 ans, ils m'avaient contraint non-seulement à l'observation d'un régime exact, mais encore ils avaient exigé une cessation absolue de travail pendant un certain temps, et une médication active.

« Ce fut en 1847, dans un voyage pour des études scientifiques, que m'arriva le premier accès d'asthme. Après une journée de marche des sources du Rhône au pied du St-Gothard, et en sortant de dîner, nous résolûmes d'aller coucher au sommet de ce passage élevé. J'arrivai tout essoufflé, par un chemin de traverse scabreux, aux premières rampes de la route : cet essoufflement, à ma grande surprise, ne cessa point ; un épais brouillard très froid survint avec la nuit. J'étais inondé de sueur et enveloppé de vapeurs glaciales, et le premier accès de suffocation me saisit. Nous atteignîmes enfin notre gîte ; il était temps, l'angoisse était extrême, je n'avais plus ni force ni courage. Un bon feu, du thé à profusion et le lit réparèrent cependant cet échec ; si bien que, le lendemain, je repris une route qui m'avait été la veille si pleine de souffrances. Nous poursuivîmes notre course pendant un mois, sans qu'il me survînt un autre accident. Mais, en 1851 et 1852, les vertiges et les palpitations devinrent plus fréquents et plus intenses ; des accès d'asthme de cinq à six heures de durée survinrent sans cause déterminante, à l'état même de repos. J'avais depuis quelque temps constaté une irrégularité du pouls avec intermittence des pulsations du cœur, puis des contractions tumultueuses de l'organe. Enfin , au commencement de 1853, je me trouvai dans un état assez alarmant.

« J'avais inutilement usé des moyens thérapeutiques que mes amis, les docteurs Hénon, Rigollot et Floret, m'avaient conseillés. Restait donc l'air comprimé. Cet agent thérapeutique eut un succès presque inespéré , et depuis quinze mois je n'ai pas éprouvé un seul accès de cet asthme qui me terrassait. Je ne suis pas délivré de leur cause première ; les vertiges et les palpitations de cœur persistent encore, mais dans des limites réduites. Je constate donc que le bain d'air comprimé a fait disparaître cet asthme, par hypostase sanguine sur les poumons ; qu'il a réfléchi son action sur le désordre de la fonction de la circulation du sang, au point que les forces générales se sont relevées, que l'amaigrissement s'est réparé, et aussi que les aptitudes à des travaux habituels sont revenues.

« Je restai pendant quelques mois à l'établissement du docteur Milliet, recevant là des soins affcetueux dont la persévérance a triomphé de tous les obstacles à cette restauration. Un jour, après le dîner, je fus pris d'un accès de suffocation qui menaçait d'être extrême; mis instantanément dans la cloche.sous une pression de 45 cent., en un quart-d'heure à peine l'accès fut arrêté et le calme des fonctions rétabli. Depuis je n'ai pas cessé de marcher vers une convalescence qui se confirme de plus en plus. C'est revenir à la vie que d'être délivré de ces angoisses atroces de la suffocation, par un moyen aussi doux, aussi simple que l'action de l'air condensé.

« J'ai vu pendant ces quinze mois de si heureux effets de cette médication encore si peu et si mal connue de la plupart de mes honorables collègues, qu'en conscience je crois devoir leur rendre le service qu'on m'a rendu, toutefois en leur souhaitant bien de ne pas étudier au même prix de douleurs cette merveilleuse innovation. Je suis convaincu qne l'air comprimé est un agent thérapeutique d'une grande puissance; il est de premier ordre dans le traitement de certaines maladies, et son introduction dans l'art de guérir doit certainement être estimée comme une bonne œuvre et un progrès scientifique.

« Alexandre JAMBON. »

**Docteur Milliet.** — *Première observation.*

M. Dubouchet, métallurgiste, âgé de 70 ans, adressé par M. le docteur Gensoul.

( Asthme compliqué de congestion cérébrale. )

Après le dixième bain, la guérison était complète; l'oppression, les symptômes de congestion avaient entièrement disparu, et M. Dubouchet pouvait marcher librement, parcourir la ville, monter sur le coteau de Fourvière. Il y a peu de temps que je l'ai revu; il est en parfaite santé, et déjà plus d'un an s'est écoulé dans ce calme.

*Deuxième observation,* M. Barbier, de Valence, ancien boulanger, âgé de 60 ans, adressé par M. le docteur Pillet. Congestion pulmonaire. — Coloration violente de toute la face, dyspnée violente, point de toux, mais marche très pénible. On a la plus grande peine à entendre la respiration, qui est normale, mais d'une faiblesse extrême. Cinq bains suffisent pour ramener ce malade à un état de santé parfaite.

*Troisième observation.* Sir Culling Eardley, 53 ans. — Habitudes de travaux de cabinet. Emphysème pulmonaire. M'est envoyé par MM. les

2*

docteurs Pétrequin et Lombard de Genève. — Guérison complète après cinquante-deux bains. Après un an, sa guérison se maintient.

*Quatrième observation.* M^me B., anglaise, atteinte depuis plusieurs années d'un asthme humide caractérisé par de violents accès de plusieurs jours de durée. — Après vingt-cinq bains d'air tous les accidents ont disparu, et depuis huit mois pas un accès n'est survenu. Cette malade m'a été adressée par M. le docteur Despine, d'Aix-les-Bains.

*Cinquième observation.* M. Belmont, âgé de 24 ans, adressé par M. le docteur Gignoux. — Engouement pulmonaire à droite et à la base de l'organe. Guérison complète après le cinquantième bain.

*Sixième observation.* Mademoiselle Delafayge (Pauline), âgée de 14 ans, adressée par M. le docteur Gensoul.—Phthisie pulmonaire au premier degré. Guérison complète après trente-cinq bains, et soutenue depuis deux ans.

*Septième observation.* Demichelis, âgé de 8 ans, adressé par M. le docteur Vernay. — Catarrhe pulmonaire. Guérison après trente bains.

*Huitième observation.* Mademoiselle N., âgée

de 22 ans, adressée par M. le docteur Valette. — Chloro-anémie. Guérison après vingt bains.

*Neuvième observation.* Mademoiselle Chartre, âgée de 29 ans, adressée par MM. les docteurs Leriche et Keyser. — Asthme nerveux. Guérison après avoir pris cent bains.

*Dïxième observation.* Mademoiselle A., âgée de 14 ans.—Phthisie pulmonaire au premier degré. Adressée par M. le docteur Keyser. — Guérison après trente bains. Cette jeune fille se trouve toujours bien. Le traitement date de dix-huit mois.

*Onzième observation.* Mademoiselle Nicole Porchet, âgée de 22 ans. — Phthisie pulmonaire au deuxième degré. Guérison complète après soixante bains. Ce traitement est achevé depuis un an. Le docteur Devay a revu sa malade il y a peu de jours; elle est en parfaite santé.

*Doúzième observation.* M***, âgé de 27 ans, envoyé par M. le docteur Gilibert.—Phthisie au deuxième degré, avec cavernes au sommet du poumon droit. Guérison après soixante bains. Il y a dix-huit mois que le traitement est terminé, et la santé de M *** est très bonne.

*Treizième observation.* Mademoiselle Davaïl,

âgée de 5 ans, adressée par M. le docteur Colrat. — Coqueluche. Quinte de toux très fréquente, vomissement de toutes substances alimentaires avec du sang. Guérison après dix-sept bains d'air.

*Quatorzième observation.* — Au mois de juin 1852, M. Cordès, pasteur protestant, me fut adressé par le docteur Devay pour être traité d'une laryngo-trachéite chronique qui avait altéré la voix et privait ce digne ministre de faire ses prédications. Il existait une douleur dans la région laryngée, qu'accompagnait une expectoration de mucosités ; on remarquait une grande susceptibilité au froid. Après quarante bains la voix est revenue, la douleur au larynx a disparu avec l'expectoration de la sécrétion des mucosités, et, peu de temps après avoir cessé l'usage des bains d'air, M. Cordès a pu reprendre et continuer sans aucune souffrance l'exercice de ses prédications. J'ai eu le plaisir de voir récemment M. Cordès. Il prêche très fréquemment ; sa voix est nette et pure ; aucun des symptômes morbides n'a reparu.

*Quinzième observation.* — M. F*** me fut envoyé par les docteurs Devay et Bouisson de Montpellier, pour être traité d'une phthisie pulmonaire au premier degré. Après vingt-cinq bains la guérison fut établie, et depuis 1852 jusqu'à ce jour,le retour à la santé est confirmé.

*Seizième observation.* — Madame Rougeon voyait sa constitution s'altérer profondément par les désordres d'une phthisie pulmonaire arrivée au deuxième degré; un certain nombre de bains que j'ai négligé de noter opèrent sa guérison, et depuis un an cette mère de famille, qui m'avait été envoyée par M. le docteur Leriche, est rentrée dans l'exercice de sa vie laborieuse.

*Dix-septième observation.* — M. Dardel, âgé de 50 ans, suivant le conseil de M. le docteur Devay, se rend à notre établissement pour un catarrhe chronique grave. La guérison arrive au trentième bain, et, dix-neuf mois après, cette guérison se maintient encore.

*Dix-huitième observation.* — Madame M***, de Lyon, âgée de 33 ans, envoyée par le docteur Leriche au bain d'air pour un catarrhe chronique. Guérison après trente bains.

*Dix-neuvième observation.* — M. Souzy, âgé de 20 ans, par les conseils de M le docteur Gilibert, se rend au bain d'air. Je constate une phthisie dans son deuxième degré. Le malade est guéri après soixante bains, et depuis dix-huit mois le rétablissement persiste.

*Vingtième observation.* — M. Armandi, premier ténor de la troupe italienne, contracte une broncho-laryngite légère qui rend impossible la continuation de l'exercice de sa profession. M. le docteur Luppi me l'envoie, et au troisième bain la guérison arrive et permet de chanter un opéra en cinq actes.

*Vingt-unième observation.* — M. Ismaël, baryton du Grand-Théâtre de Lyon, contracte une bronchite qui lui enlève complètement la voix. Le premier bain lui rendit tout le registre de basse, le deuxième les hautes notes, mais sans pouvoir recouvrer une seule note du médium. Le troisième bain lui rendit la voix au complet. Deux jours après il reparaissait sur la scène. Ce malade appartenait à la clientèle du docteur Floret.

*Vingt-deuxième observation.* — M. Portier, âgé de 53 ans, m'est envoyé par un médecin de Montbrison. Pneumonie chronique. Guérison après soixante bains. Depuis un an qu'il a terminé son traitement, son rétablissement a persisté. Il se porte très bien.

## Observation communiquée par le docteur Gérard.

### ( Phthisie. )

Madame Piroine, ouvrière en soie, âgée de 25 ans, mariée à 22 ans, a eu deux couches naturelles, dont la dernière date du 28 juin 1853. Le mois suivant, elle contracta une courbature générale en lavant le linge de son enfant. Au 1er décembre, survint une nouvelle courbature causée par l'ingestion d'un verre d'eau froide pendant que le corps était en moiteur.

Du 15 décembre au 23 février, aggravation progressive de l'état morbide sous l'influence du traitement popularisé par Raspail. Ainsi, à dater du 15 février, toux constante et par quintes prolongées, sueurs nocturnes de plus en plus abondantes, diarrhée colliquative, inappétence, faiblesse et émaciation croissantes, pressentiments funestes.

Appelé le 23 février auprès de la malade, je la trouve au lit, en proie à une fièvre continue avec exacerbation nocturne, le pouls à 144, petit et sans résistance, la respiration à 32,34 par minute. Tempérament bilieux, stature élevée, poitrine étroite.

L'auscultation démontre une absence com-

plète de respiration au sommet comme à la base
du poumon droit en avant; on entend du murmure vésiculaire seulement au niveau de la
bifurcation des bronches; on perçoit des craquements et un gargouillement sourd et profond
au-dessous de la clavicule droite, dans l'espace
de trois travers de doigt. En arrière, l'obscurité
du son est complète de la base du poumon droit
jusqu'à l'épine de l'omoplate droite, tandis que
la partie supérieure de ce poumon est le siége
d'un retentissement anormal de la voix. Le poumon gauche laisse entendre une respiration puérile, avec quelques craquements et un peu d'obscurité du son au-dessous de la clavicule gauche.

Les crachats, peu abondants, sont encore ver-
dâtres et mimmulaires, et parfois seulement sem-
blables à du muco-pus, sans avoir jamais eu
trace de sang.

Les battements du cœur sont irréguliers ; ils
présentent, de plus, un double claquement lobu.
laire suivi d'un bruit de souffle au premier
temps.

L'abdomen est empâté, rénitent; le foie, vo-
lnmineux; la rate, douloureuse à la pression ; les
deux fosses iliaques, bosselées; et le bas-ventre,
extrêmement sensible au moindre contact.

Les règles, encore régulières, mais moins
prolongées, moins abondantes et plus pâles, ont
paru il y a quelques jours.

Diagnostic : phthisie au premier degré, reconnaissant pour cause prédisposante l'hérédité, puisque la mère de la malade est morte, à 40 ans, des suites d'une *courbature générale;* pour cause efficiente, une nourriture insuffisante et un travail excessif; pour cause occasionnelle, une courbature générale traitée avec l'eau sédative, l'aloès et les anthelminthiques.

Je mets la malade à l'usage de l'huile de foie de morue, d'abord une cuillerée à bouche le matin à jeun; je recommande pour la journée des boissons diaphorétiques, et pour la nuit un looch blanc avec quinze grammes de sirop de digitale.

Ensuite, profitant d'une offre pleine d'humanité, je fais sortir la malade de son lit et la fais conduire dans une chambre qu'elle loue à Ste-Foy, à côté de l'établissement des Bains d'air comprimé de M. le docteur Milliet.

Du 26 février au 15 mai, les bains d'air ont été continués sans interruption pendant deux heures chaque jour, et à la pression constante d'une demi-atmosphère.

Le premier bain a déterminé une céphalalgie gravative, et a doublé les quintes de toux. Le second bain a été bien moins pénible, et les quintes de toux ont cessé pendant toute la durée du troisième bain.

9 *mars.* — Sous la cloche, la toux cesse, l'ap-

pétit se réveille, le besoin d'uriner devient plus fréquent et plus tyrannique ; la respiration perd de sa fréquence, et le pouls, redescendu à **128**, **130**, devient plus plein et plus résistant que le premier jour.

Les battements du cœur se régularisent ; l'obscurité de la respiration s'éclaircit quelque peu. Pendant que l'urine augmente, la transpiration diminue, les forces reviennent ; la malade se sent plus légère, et commence à espérer.

**16** *mars*. — Pouls à **120**, respiration à **24,25** ; le murmure vésiculaire commence à reparaître de la base au sommet de la partie postérieure du poumon droit ; le double claquement valvulaire ne se fait plus entendre qu'à droite du cœur, et le bruit de souffle a disparu.

Les urines ont repris leur cours normal ; les quintes de toux et les sueurs nocturnes ne reparaissent plus qu'à la pointe du jour. Le sommeil et l'appétit reprennent leur type habituel.

**Régime** : lait bourru tout chaud, le matin au lit ; à neuf heures, potage pour déjeûner ; à onze heures et demie, une forte cuillerée d'huile de foie de morue ; de midi à deux heures, séance sous la cloche ; dîner, à deux heures et demie ; lait bourru tout chaud, à six heures du soir ; et, à neuf heures, une nouvelle cuillerée à bouche d'huile de foie de morue.

**25** *mars*. — Le séjour sous la cloche a lieu de

deux à quatre heures du soir. Du reste, même régime.

La diarrhée a cessé depuis trois jours ; la sueur n'apparaît qu'un instant le matin. La toux n'existe presque plus ; la respiration est toujours puérile à gauche, et obscure à droite, dans les points indiqués. Les règles sont en retard.

Cependant la malade, heureuse de se sentir renaître, reprend goût à la vie.

1ᵉʳ *avril*. — Refroidissement imprévu. Le lait bourru, pris froid en même temps le matin au lit, détermine une indigestion à la suite de laquelle un dévoiement très fréquent reparaît du 26 au 30 mars, avec les sueurs nocturnes et l'urine rare, épaisse et brûlante. Les battements du cœur redeviennent irréguliers ; le double claquement valvulaire reparaît au premier temps ; le murmure vésiculaire s'obscurcit de nouveau. Des craquements et un gargouillement sourd et profond se font également entendre sous la clavicule droite, et la respiration semble encore plus puérile à gauche.

Régime : suppression du lait bourru.

8 *avril*. — Lienterie ; céphalalgie ; toux quinteuse ; douleurs vagues dans tout le côté droit de la poitrine.

Cependant le pouls n'est plus qu'à 100 pulsations, et la respiration à 34 par minute. Le murmure vésiculaire s'entend de nouveau, quoique obscurément, dans toute la partie du poumon droit, tandis que, dans sa partie antérieure, la respiration ne s'entend ni au sommet ni à la base de ce poumon.

Mais l'appétit renaît peu à peu; le sommeil n'est pas troublé; les forces et le courage n'ont pas diminué.

15 *avril.* — La malade est descendue seule en ville pour se faire arracher une dent, et aller de là passer une journée chez elle, à la Croix-Rousse.

20 *avril.* — Retard continu des règles. Tout autre symptôme morbide a disparu. Une demi-heure après le dîner, le pouls est à 100 pulsations fortes, pleines, et indiquant un bon travail de digestion. La respiration est à 24,25, toujours obscure au sommet comme à la base du poumon droit.

Régime : la malade, qui prenait depuis quinze jours trois cuillerées à bouche d'huile de foie de morue, remplace la cuillerée à bouche prise au milieu du jour par une pilule de dix centigrammes d'iodure de fer.

27 *avril.* — Le bain d'air comprimé se prend, depuis quinze jours, de huit à dix heures du matin, et ce changement d'heures n'a eu aucun inconvénient pour la malade, qui va aussi bien que possible; seulement, le sommet du poumon

droit est toujours obscur sous la clavicule, et de plus il existe toujours une douleur sourde dans l'épaule droite.

5 *mai*. — Etat normal; presque plus de crachats. Quoique la respiration soit toujours moins claire à droite qu'à gauche, cependant il n'existe plus une différence telle que la respiration du poumon gauche puisse conserver encore le nom de puérile. Reste toujours l'obscurité du murmure vésiculaire sous la clavicule droite.

15 *mai*. — La malade cesse les bains d'air comprimé, et retourne chez elle parfaitement remise.

29 *mai*. — Une courbature générale, contractée par imprudence, n'a pas détruit le bénéfice procuré par le bain d'air comprimé.

5 *juin*. — Les règles ont reparu comme dans l'état normal.

10 *juin*. — Madame Piroine est assez forte pour aller seule à la campagne.

1<sup>er</sup> *septembre*. — La santé générale de Madame Piroine n'a pas souffert de veilles prolongées au berceau de son enfant.

Si l'anatomie pathologique n'est pas venue confirmer notre diagnostic, toujours est-il que l'absence de râles muqueux et la présence des symptômes rationnels de la phthisie au premier degré ont fait craindre, un instant, une issue promptement funeste à cet état morbide auquel les bains d'air comprimé ont opposé une médication réellement efficace.

Je laisse à M. le docteur Milliet le soin de nous donner la théorie de ce fait, et je crois que, tout isolé qu'il soit, il mérite d'être pris en considération par le praticien, toujours trop heureux de pouvoir ajouter quelque arme nouvelle à son arsenal thérapeutique.

J.-A. GÉRARD, d.-m.-p.

Lyon, le 1<sup>er</sup> septembre 1865.

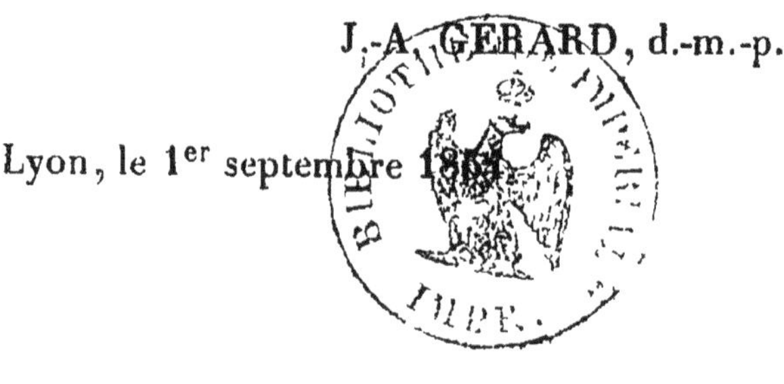